# COSM'AIME

*CREER SES PRODUITS COSMETIQUES*
*NATURELS FACILEMENT*

## JOËLLE DEY-BOADA

ISBN-10 : 1539800962

ISBN-13 : 978-1539800965

A toutes celles qui s'aiment…

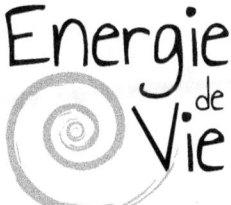

# POURQUOI J'AI ECRIT CE LIVRE

Naturopathe de métier et de cœur, j'adore l'idée d'utiliser des cosmétiques naturels, fabriqués avec des ingrédients de qualité.

De plus, j'aime bien bricoler, créer. De la poterie à la cabane de jardin, en passant par la cuisine à monter soi-même et les habits customisés, je suis une adepte du Do It Yourself. J'avoue avoir du mal à me défaire du vieil adage qui dit qu' « on n'est jamais mieux servi que par soi-même »…

Alors forcément, fabriquer ses cosmétiques soi-même, avec des ingrédients triés sur le volet, c'est tentant ! Je me laisse embarquer dans les méandres de sites et de blogs, je m'y perds, j'essaie, j'abandonne, je recommence. Et je me rends vite compte que je fais face à deux problèmes : d'une part, la complexité des recettes proposées, qui nécessitent de nombreux ingrédients et tout autant de connaissances ; et d'autre part, le temps que tout cela prend, de la recherche à la préparation.

Me vient alors une idée : pourquoi ne pas monter un groupe pour fabriquer nos produits cosmétiques ensemble ? Un peu à l'image d'une soirée Tupperware - soirée à laquelle je n'ai par ailleurs jamais participé, mais mon imagination s'en charge. Allier le plaisir de la rencontre à l'utile de la fabrication cosmétique maison, avec en prime le bénéfice de convertir des personnes qui ne le feraient pas seules par manque de motivation ou de connaissances.

Le manque de connaissances. Bon, il va tout de même falloir faire un effort de ce côté, le but étant un partage et non pas un atelier que je mènerais. Qu'à cela ne tienne ! Je vais rassembler et structurer les connaissances de base en un petit cours pour les novices, et ainsi rendre chacun autonome.

Ce « petit cours », initialement (et naïvement) prévu sur 2-3 pages, s'est vite étoffé d'une précision par-ci, d'un développement par-là, jusqu'à ce que je me surprenne à y penser comme un livre.

J'ai donc écrit ce livre pour motiver plus de personnes (à commencer par moi-même !) à fabriquer leurs cosmétiques maison avec des ingrédients de qualité, en montrant que ce n'est pas aussi compliqué qu'on veut généralement nous le faire croire. Et j'en ai profité pour approfondir mes connaissances en chemin, un plaisir dont je ne me lasse pas !

L'excellente nouvelle, c'est qu'en chemin j'ai découvert que l'étape qui m'ennuyait – la fabrication en tant que telle – n'était pas du tout un passage obligé ! Lisez la suite, vous comprendrez

# POURQUOI VOUS DEVRIEZ LIRE CE LIVRE

Vous êtes sensible à votre santé et donc à tout ce qui pénètre dans votre organisme, y compris à travers la peau…

Vous en avez marre de vous tartiner de produits chimiques et chers, ou moins chimiques mais toujours aussi chers et incompréhensibles quand on se penche sur la liste des ingrédients…

Vous êtes intrigué(e) par la fabrication de produits cosmétiques maison mais n'y connaissez rien ou vous sentez découragé(e) par la complexité des recettes que vous avez vues…

Vous aimez l'idée de fabriquer vous-même vos cosmétiques, mais concrètement, y passer plusieurs heures chaque mois vous décourage ou est tout simplement irréaliste dans votre vie actuelle…

Vous trouverez dans ce livre toutes les informations nécessaires pour dépasser le rêve, l'idée, la bonne intention, et réaliser que c'est bien plus simple et moins coûteux, en temps, en énergie et en argent, que ce que vous imaginiez.

Vous découvrirez de quoi se compose toute crème cosmétique et pourquoi il est vraiment intéressant de quitter la ronde des crèmes commerciales.

Vous comprendrez comment votre peau fonctionne et de quoi elle a besoin pour être belle.

Vous apprendrez les caractéristiques, vertus et précautions d'emploi des principales huiles végétales et essentielles utiles pour votre peau.

Vous intégrerez dans votre vie une nouvelle habitude santé, sans effort et avec beaucoup de plaisir.

Je vous souhaite une bonne lecture et surtout, beaucoup de joie dans vos expériences !

# TABLE DES MATIERES

# Une creme cosmetique, c'est quoi ?

Quand on achète une crème cosmétique dans le commerce et qu'on se penche sur la composition, on se retrouve devant une liste longue comme le bras de termes (pour la plupart) incompréhensibles. Notre premier réflexe est donc de se dire : « Waow, c'est quand même compliqué de fabriquer une crème cosmétique ! Je n'en ai pas les compétences, je laisse faire les pros. »

En fait, la base de toute crème cosmétique est un mélange d'eau et d'huile. Comme l'eau et l'huile ne forment pas naturellement un mélange homogène, on les marie à l'aide d'un émulsifiant. Et puisque on souhaite généralement conserver la crème obtenue pendant plus de trois jours, on y ajoute un conservateur.

A partir de cette base, on peut élaborer un nombre infini de variations sur le même thème, et c'est là qu'interviennent les choix de propriétés, textures, odeurs, etc... Les marques cosmétiques jouent sur ces variations pour nous vendre une qualité très souvent misérable à prix d'or. Concrètement, ils basent leur marketing et leur prix sur des ingrédients qui représentent au mieux 1% du volume total, alors que près du 90% est constitué d'eau et d'huiles de basse qualité.

# PRESENTATION DES QUATRE COMPOSANTS

## LA PHASE AQUEUSE

La part « eau » d'une crème est appelée *phase aqueuse*. Ce peut être de l'eau minérale simple ou un autre liquide aqueux comme une infusion, une décoction, un hydrolat, de l'Aloe vera, etc... Cette part représente 35 à 85% de la composition totale et définit, selon le discours classique, le pouvoir hydratant de la crème.

## LA PHASE HUILEUSE

La partie « huile » de la crème prend le nom de *phase huileuse*. Suivant l'origine, elle se présentera sous forme d'huile ou de beurre (qui n'est autre qu'une huile solide à température ambiante). Représentant 10 à 40% du total, la qualité et la quantité de la phase huileuse définiront le pouvoir nourrissant du soin.

## LES EMULSIFIANTS

Un mélange stable, lisse et homogène d'eau et d'huile s'appelle une émulsion. L'émulsifiant est un composé

15

tensio-actif permettant cette réaction. Un tensio-actif est une molécule présentant deux polarités, l'une hydrophile (attirée par l'eau) et l'autre lipophile (attirée par l'huile). Cette bi-polarité lui permet de jouer le rôle d'interface entre les phases aqueuse et huileuse, qui sont par nature non miscibles.

Le jaune d'œuf est un émulsifiant classiquement utilisé en cuisine. Parmi les émulsifiants naturels, on trouve la lécithine, la lanoline ou la cire d'abeille. En cosmétique naturelle, ceux-ci peuvent être associés à des alcools gras et des acides gras estérifiés avec des sucres complexes, pour obtenir des crèmes légères et pénétrantes. Ils prennent alors l'appellation de *cire émulsifiante* et représentent 5-8% des ingrédients totaux.

## LES CONSERVATEURS

Afin de préserver sa crème d'une contamination microbienne par des bactéries, des levures ou des champignons, l'adjonction d'un conservateur est indispensable. Pour rester 100% naturel, on peut utiliser l'extrait de pépins de pamplemousse (ou EPP, bactéricide et fongicide) et la vitamine E (antioxydant qui évite le rancissement des huiles). Leur ajout à hauteur de 1% permet de conserver une préparation environ 1 mois à la salle de bain, et jusqu'à 3 mois au frigo. Les conservateurs synthétiques permettent de conserver une préparation plus longtemps, et certains sont autorisés par les labels bio.

# FORMULE DE BASE

La formule de base d'une crème cosmétique est donc :

| | |
|---|---|
| Phase Aqueuse | 35-85% |
| Phase Huileuse | 10-40% |
| Emulsifiant | 3-10% |
| Conservateurs | 1-2% |

## VARIATIONS SUR LE MEME THEME

En plus des phases aqueuse et huileuse qui offrent un grand choix de produits finis différents, on peut ajouter plusieurs ingrédients secondaires destinés à modifier la texture (co-émulsifiants, émollients, agents de texture), renforcer une propriété particulière (actifs cosmétiques) ou encore parfumer la crème (fragrances naturelles).

## POURQUOI FAIRE SIMPLE QUAND ON PEUT FAIRE COMPLIQUE ?

La plupart des recettes de crèmes cosmétiques « fait maison » trouvées dans les livres et sur internet rassemblent une grande quantité d'ingrédients. Elles permettent sans doute de créer des crèmes intéressantes, mais sont un frein pour se lancer.

En se concentrant sur l'essentiel, on arrive à formuler et fabriquer ses cosmétiques avec un nombre limité d'ingrédients.

Quel est cet essentiel justement ? Après un rapide aperçu des avantages à confectionner ses propres cosmétiques, on plongera dans le vif du sujet pour découvrir l'héroïne de notre histoire : la peau.

# LES AVANTAGES DU « FAIT MAISON »

Confectionner ses produits cosmétiques soi-même a de nombreux avantages. La qualité et le prix sont évidemment en tête de liste, mais on peut aussi mentionner le plaisir de la création, le plaisir d'offrir ou la certitude de ne pas utiliser des produits testés sur les animaux, par exemple. Certains livres ou sites proposent une liste d'avantages plus exhaustive. J'ai fait le choix de me limiter ici à développer les notions de qualité et de prix.

## QUALITE

Les produits du commerce sont généralement composés d'eau, d'huiles minérales ou végétales de basse qualité et d'émulsifiants, co-émulsifiants, actifs cosmétiques, conservateurs et fragrances principalement synthétiques. Le marketing met ensuite en avant un principe actif présent en quantités infimes (moins de 1%) pour vanter les mérites incroyables et inégalés de la crème. Les labels bio limitent ou interdisent les ingrédients synthétiques.

En confectionnant soi-même ses produits, on choisit spontanément des ingrédients de qualité et généralement naturels pour l'entier de la composition.

## PRIX

Le prix d'une crème commerciale est lié à beaucoup de facteurs, les ingrédients utilisés ayant fort peu de poids dans le calcul.

N'étant pas, a priori, un produit destiné à la vente, les cosmétiques maison ne sont pas conçus dans l'optique de dégager une marge conséquente. Aucun frais de marketing, distribution et autres n'intervient. On peut alors utiliser des ingrédients de première qualité et confectionner un produit qui revient moins cher que l'achat d'une crème de marque. Peut-être que l'emballage sera moins recherché, mais le rapport qualité / prix reste imbattable.

# ET LA PEAU DANS TOUT ÇA ?

Maintenant que nous avons vu de quoi est composée une crème cosmétique, et quels sont les intérêts de fabriquer ses cosmétiques soi-même, il est temps de se pencher sur la principale intéressée : la peau.

« Seriez-vous séduit par une publicité qui vanterait les mérites d'un vêtement imperméable, élastique, lavable, infroissable, réparant automatiquement ses petites coupures, déchirures et brûlures grâce à d'invisibles outils de raccommodage, et garanti à vie dans la mesure où l'on en prend raisonnablement soin ? » (Marieb, p. 138)

Notre peau est ce vêtement aux propriétés incroyables qui recouvre l'entier de notre corps comme une armure contre les bactéries et la déperdition d'eau et de chaleur.

## QUELQUES CHIFFRES POUR RIRE

Pour la peau au total

- 1.5 à 2 m$^2$
- 4 kg

ou par centimètre cube

- 70 vaisseaux sanguins
- 55 cm de nerfs
- 100 glandes sudoripares (qui produisent la transpiration)
- 15 glandes sébacées (qui produisent le sébum)
- 230 récepteurs sensoriels
- 500'000 cellules qui meurent et se renouvellent constamment

## COMPOSITION DE LA PEAU

Un petit détour par quelques notions de biologie est intéressant pour comprendre les besoins de la peau et définir ce qui doit entrer dans la composition d'un bon produit cosmétique. Dans le but d'être accessible à tous, les informations qui suivent sont synthétiques et vulgarisées. Si vous avez envie de creuser le sujet, de très bons livres et sites sauront nourrir votre curiosité.

La peau est formée de deux types de tissus : l'épiderme en surface et le derme en profondeur.

L'épiderme constitue la principale barrière protectrice du corps. Il est essentiellement constitué de kératinocytes, des cellules productrices de kératine. La kératine est une protéine imperméable et résistante qui donne à l'épiderme ses propriétés protectrices.

La couche la plus superficielle de l'épiderme s'appelle la couche cornée et représente 75% de l'épaisseur totale de l'épiderme. Elle est constituée de cellules mortes, entièrement remplies de kératine, qui résistent au frottement et protègent les cellules vivantes plus profondes des agressions de l'environnement (air, bactéries, substances chimiques) et de la déperdition de l'eau.

La couche granuleuse, directement sous la couche cornée, est composée de cellules renfermant des grains de kératohyaline et des lipides. Les grains sont les précurseurs de la kératine et les lipides servent à l'élaboration de la graisse épidermique et du ciment intercellulaire liant les cellules mortes entre elles.

Par-dessus l'épiderme se dépose le sébum, un film protecteur huileux sécrété par le derme. Le sébum assouplit et lubrifie la peau et les poils, diminue l'évaporation d'eau et protège des infections grâce à son action bactéricide.

Pour rendre ces notions plus claires, on peut comparer l'épiderme à un mur : des briques de kératine sont liées entre elles par un ciment d'acides gras.

## SCHEMA DES COUCHES SUPERIEURES DE L'EPIDERME

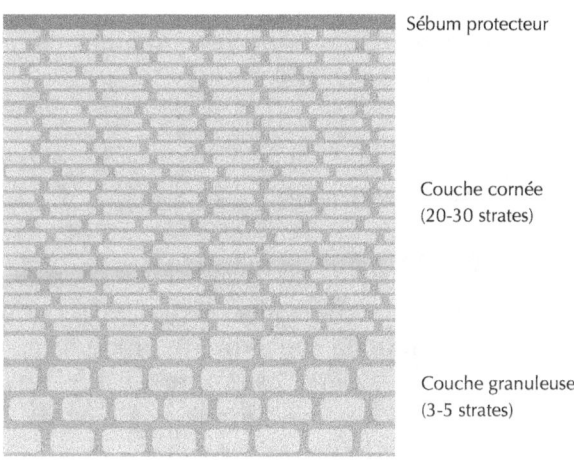

Sébum protecteur

Couche cornée
(20-30 strates)

Couche granuleuse
(3-5 strates)

## UN PEU DE VOCABULAIRE

On entend parler de peaux sèche, mixte, grasse, déshydratée. Etre au clair avec ces termes est important pour comprendre les besoins de la peau.

L'hydratation, en physiologie, fait référence au phénomène d'absorption d'eau par un organisme. La déshydratation, par opposition, à la perte ou l'élimination d'eau. Une peau déshydratée manque d'eau.

La sécheresse est communément définie comme une situation caractérisée par un manque d'eau. Pourtant, en cosmétique, la sécheresse se réfère à une diminution de la couche grasse superficielle de l'épiderme. La perte d'eau qui s'en suit n'est que la conséquence de la sécheresse, et non la cause.

Qui dit gras, dit riche en graisses. La peau grasse est donc le contraire de la peau sèche : elle produit un excès de sébum, ce film gras protecteur.

Quand à la peau mixte, elle présente des qualités différentes (normale, sèche, grasse) selon les zones.

## L'HYDRATATION EN DETAIL

Dans le passage consacré à la composition de la peau, nous avons vu que sa couche supérieure est constituée essentiellement de kératine, une protéine imperméable. La peau est donc imperméable, c'est-à-dire qu'elle ne laisse pas passer l'eau. Un peu à la manière d'un ciré jaune.

Imaginez un instant la vie autrement. Que se passerait-il pendant la douche si la peau n'était pas imperméable, si elle laissait l'eau pénétrer dans notre corps ? Et les vacances à la plage, avec des heures à barboter ?

Chacun a pu le constater par soi-même : l'eau ne pénètre pas dans l'organisme à travers la peau.

La réflexion inverse, bien que moins drôle, permet aussi de confirmer cette propriété vitale de la peau. Chez les grands brûlés, qui ne bénéficient plus dans une large mesure de l'enveloppe protectrice de la peau, les deux risques majeurs sont la déshydratation et les infections. L'eau n'étant plus retenue à l'intérieur du corps par cette membrane imperméable, elle s'évapore de manière totalement excessive et met la vie rapidement en danger.

Non seulement l'eau ne traverse pas la peau, mais elle l'assèche. Chez les bébés, il est souvent conseillé d'espacer les bains pour éviter de trop dessécher leur peau.

Alors, si l'eau n'hydrate pas la peau depuis l'extérieur, pourquoi en mettre dans sa crème de jour ? Pourquoi en faire le composant principal, en pourcentage, de toutes les crèmes vendues sur le marché, et même celles fabriquées à domicile selon une recette tirée d'un livre ou d'un site spécialisés en cosmétiques maison ?

## LES BESOINS DE LA PEAU

Une fois qu'on a compris ce qu'est la peau, ses caractéristiques et ses fonctions, il devient simple de déduire ses besoins :

*Afin de préserver son hydratation naturelle, la peau a besoin d'eau à l'intérieur et de graisse à l'extérieur.*

Nourrir sa peau avec un corps gras permet de limiter l'évaporation et fortifier le ciment d'acides gras qui lie les cellules de l'épiderme.

Nourrir son corps avec un apport suffisant d'eau permet de maintenir une bonne hydratation. L'organisme humain est constitué à 70% d'eau. Il est conseillé d'ingérer quotidiennement au minimum 2 litres d'eau sous forme de boissons (eau ou tisane), fruits et légumes.

Nettoyer sa peau permet de la débarrasser des impuretés sécrétées et de la pollution déposée. Elle peut alors mieux respirer et se renouveler.

## UNE VIE SANS CREME ?

Partant de ces constats, on remarque que la crème cosmétique en tant que telle, qui allie eau et huile, n'est pas une nécessité. Et c'est une excellente nouvelle, car cela élimine plusieurs « handicaps » des cosmétiques maison.

Marier l'eau et l'huile nécessite une interface, l'émulsifiant, et du temps. Il faut chauffer les phases aqueuse et huileuse (au risque de dénaturer au passage certains principes actifs), puis battre le mélange jusqu'à obtenir une émulsion homogène et stable.

Ensuite, il faut transvaser la préparation dans un contenant stérile qui permet de prélever une noisette de crème sans contaminer le tout. Personnellement, c'est l'étape qui m'a le plus tenue en échec dans mes essais de crème maison. Que ce soit le choix du contenant ou la manière de passer du bol au flacon, je n'ai pas trouvé de solution pleinement satisfaisante.

Qui dit eau, dit vie. Vie microbienne en l'occurrence. En présence d'une phase aqueuse, on est forcé d'utiliser un conservateur. Et comme le but est de rester naturel, on évite tous les conservateurs vraiment efficaces mais très nocifs. On s'astreint donc à renouveler la préparation chaque mois.

En choisissant de préparer ses propres mélanges sur la base des besoins réels de la peau, on peut choisir de vivre sans crème cosmétique (même maison) tout en profitant de produits d'excellente qualité pour une peau nourrie et chouchoutée.

# TYPES DE PEAUX, TYPES DE SOINS

Les différents types de peaux ont évidemment des besoins spécifiques liés à leurs caractéristiques, mais une base commune peut être définie.

Avant de décrire en quelques lignes chaque type de peau et ses soins préférés, je vous propose ici un programme-type qui trace les grandes lignes directrices, à adapter selon ses envies, son temps, son humeur, et bien sûr sa peau.

## TOUS LES MATINS

- Boire un verre d'eau pas trop froide au réveil
- Nettoyer le visage en douceur à l'aide d'une base lavante adaptée
- Hydrater superficiellement avec un gel d'Aloe vera
- Nourrir et équilibrer avec une huile végétale

## TOUS LES SOIRS

- Nettoyer le visage en douceur avec un démaquillant bi-phase composé d'hydrolat et d'huile végétale, ou simplement un hydrolat
- Nourrir et équilibrer avec une huile végétale
- Boire un verre d'eau pas trop froide avant le coucher

## CHAQUE SEMAINE

- Nettoyer en profondeur avec un gommage doux
- Nourrir en profondeur avec un masque

## LA PEAU NORMALE

La peau normale est douce et uniforme. La production de sébum est suffisante, sans être excessive.

Elle se satisfait du programme de soin standard pour maintenir son équilibre.

## LA PEAU SECHE

La peau sèche présente un déficit de sécrétion de sébum. Fragilisée par ce manque de film gras protecteur, elle est plus sensible aux agressions (UV, pollution) et aura tendance à se déshydrater par évaporation de l'eau interne.

Après la toilette, la peau sèche tiraille et réclame son soin protecteur. Une huile riche fera des merveilles.

## LA PEAU DESHYDRATEE

La peau déshydratée est liée à un manque d'hydratation interne avant tout, qui la rend rêche et rugueuse. Elle se craquelle facilement et présente une desquamation importante.

Boire en suffisance constitue le premier soin pour ce type de peau ! Aloe vera et huile végétale viendront naturellement compléter sa réparation.

## LA PEAU GRASSE

La peau grasse, particulièrement fréquente à l'adolescence ou lors de déséquilibres hormonaux, sécrète un excès de sébum qui la rend luisante. Très bien protégée, elle est peu sujette aux agressions extérieures ainsi qu'aux signes de vieillissement. Par contre, le film gras excessif tend à boucher les pores, d'où un risque accru de points noirs et autres imperfections.

Il est avant tout important de veiller à un bon nettoyage en douceur. En effet, si on « décape » une peau grasse, le corps va réagir en produisant encore plus de sébum.

Nourrir ensuite le visage avec une huile végétale au toucher non gras aidera à réguler la production de sébum.

JOËLLE DEY-BOADA

# LES INGREDIENTS

Partant de ce qui a été expliqué dans le chapitre précédent sur les besoins de la peau, les ingrédients nécessaires pour soigner sa peau sont peu nombreux.

Les huiles végétales, les macérâts huileux, les huiles essentielles et les hydrolats font chacun l'objet d'un chapitre. En plus de ces composants incontournables, quelques autres ingrédients sont intéressants à ajouter pour créer une gamme de produits complète.

Pour renforcer l'hydratation et confectionner un bon démaquillant, on peut avoir recours à des produits correspondant à la phase aqueuse, tels que le gel d'Aloe vera ou les hydrolats.

Du moment qu'on emploie une phase aqueuse, un conservateur devient indispensable. L'extrait de pépins de pamplemousse joue ce rôle. La vitamine E, quant à elle, soutient la phase huileuse toujours présente.

Si on souhaite transformer son huile en baume, on peut l'épaissir à l'aide de cire d'abeille.

Ces différents ingrédients sont détaillés ci-dessous dans l'ordre alphabétique.

## Aloe vera

L'Aloe vera est une plante succulente aux propriétés médicinales puissantes, dont l'utilisation remonte à plus de 5000 ans. Les plantes succulentes sont des plantes adaptées pour survivre dans des milieux arides grâce à leur capacité à stocker de l'eau dans leurs feuilles charnues. Souvent appelées « plantes grasses », elle ne contiennent aucune graisse et doivent leur appellation uniquement à leur allure obèse. La pulpe centrale des feuilles d'Aloe vera est un gel composé d'eau additionnée de minéraux, vitamines, acides aminés, enzymes, sucres et antioxydants.

Le gel d'Aloe vera a une affinité exceptionnelle avec la peau. Ses nombreuses propriétés s'adaptent à tous les types de peau et en fait un ingrédient incontournable. Sa composition lui confère des propriétés cicatrisantes et régénérantes. Hydratant, calmant, adoucissant, astringent, antiseptique, rafraîchissant et protecteur, le gel d'Aloe vera aide à lutter contre les signes de vieillissement cutané et est particulièrement adapté au soin des peaux acnéiques. Les irritations, rougeurs, coups de soleil et démangeaisons sont calmés par son application.

En plus d'un usage quotidien sur les peaux normales, sèches, grasses ou fragiles, son utilisation sera bénéfique après le rasage ou l'épilation, en cas de piqûre d'insecte, de bouton de fièvre, de blessure superficielle comme une égratignure, ou pour prévenir les vergetures.

Sensible à la contamination bactérienne, le gel d'Aloe vera se conserve au frigo et s'utilise dans les 6 mois après ouverture du flacon. Un léger brunissement du gel est normal, mais en cas d'altération de l'aspect (apparition de filaments blanchâtres ou de taches noires) ou de l'odeur, il faut jeter le produit.

## CIRE D'ABEILLE

Produit naturel issu de la ruche, la cire d'abeille est utilisée comme épaississant ou comme émulsifiant. En créant un film protecteur, elle contribue à prévenir la déshydratation de la peau et son irritation par les agressions extérieures.

La cire d'abeille peut s'acheter dans les drogueries sous forme de granules et s'ajoute à raison de quelques grammes aux préparations que l'on souhaite épaissir.

## EXTRAIT DE PEPINS DE PAMPLEMOUSSE

Toutes les préparations qui contiennent une phase aqueuse doivent être protégées contre la prolifération microbienne pour pouvoir être conservées plus de 3 jours.

L'extrait de pépins de pamplemousse (ou EPP) est un antimicrobien naturel et puissant, qui a de plus des propriétés anti-oxydantes. Miscible aussi bien dans l'eau que dans l'huile, il est le conservateur de choix pour les produits cosmétiques maison.

Trouvé en droguerie ou dans les magasins d'alimentation biologique, il est conseillé d'en ajouter 1 à 2 gouttes pour 10 ml de produit fini.

# VITAMINE E

Toute forme de matière grasse est sensible à l'oxygène, qui provoque une altération chimique appelée rancissement. Suivant leur composition, les huiles seront plus ou moins sujettes à l'oxydation. Plus une huile est riche en acides gras polyinsaturés, plus elle rancit rapidement.

L'oxydation de l'huile produit des radicaux libres, composés très réactifs qui endommagent des composants cellulaires, ce qui provoque entre autre le vieillissement de la peau. Produits en permanence par les réactions chimiques de notre organisme, ces radicaux libres sont neutralisés par la vitamine E.

La vitamine E, soluble dans l'huile, est donc anti-oxydante et anti-radicalaire : elle limite la formation de radicaux libres et retarde le rancissement des huiles.

Trouvée sous forme liquide, il suffit d'en mettre 1 à 2 gouttes pour 30 ml d'huile. A noter que les huiles de germe de blé, d'argan et de tournesol sont naturellement riches en vitamine E.

# LES HUILES VEGETALES

Une huile végétale est un corps gras liquide à température ambiante, extrait d'une plante oléagineuse (qui contient des lipides). Un beurre ressemble à une huile, à la différence près qu'il est solide à température ambiante.

Si on compare un corps gras à un mot, les lettres qui le composent seraient les acides gras. Ces derniers peuvent être saturés (AGS) ou insaturés (AGI). Les acides gras insaturés sont plus sensibles à la lumière et à l'oxydation que les acides gras saturés.

Les huiles végétales sont riches en AGI. De ce fait, il importe de les préserver de la lumière et de retarder leur oxydation en y ajoutant une goutte de vitamine E pour 30 ml d'huile.

Une huile sera choisie en fonction de ses propriétés spécifiques, sa texture, son pouvoir pénétrant ou glissant, son odeur, son prix. Dans tous les cas, elle sera achetée de qualité biologique, vierge (rien n'a été ajouté ni enlevé) et de première pression à froid, afin de bénéficier de toutes les vertus de la plante oléagineuse de départ.

Outre la pression à froid, il existe deux manières d'extraire de l'huile d'une graine ou noix : la pression à chaud ou l'extraction au moyen de solvants. Dans les deux cas, l'huile obtenue est chargée d'impuretés qu'il est nécessaire d'ôter.

C'est le raffinage, qui comprend de nombreuses étapes : démucilagination, neutralisation, lavage et séchage, décolorisation, désodorisation, recoloration. Au final, on obtient une huile dénaturée, morte, mais stable. Elle ne nécessite aucune précaution de conservation et n'est plus sujette au rancissement. Beaucoup de cosmétiques commerciaux utilisent des huiles raffinées.

On peut qualifier les huiles de différentes manières : huiles de base, riches, sèches.

Une huile de base est polyvalente et d'un coût modéré, fluide et agréable. Elle convient comme base dans toutes les situations (visage, corps, cheveux).

Une huile est dite riche lorsque sa part d'actifs précieux est élevée. Ses propriétés seront alors plus développées (nourrissante, réparatrice, antirides, …) et son prix souvent plus élevé.

Une huile sèche pénètre extrêmement bien, ne laissant aucune sensation de gras après l'application.

## AMANDE DOUCE

Extraite du fruit de l'amandier, elle était déjà utilisée à l'époque des pharaons dans la cuisine et les soins du corps.

### PROPRIETES COSMETIQUES

- Huile de base
- Riche en vitamines A et E
- Calmante, nourrissante, équilibrante

- Active la guérison des irritations, démangeaisons, crevasses, brûlures superficielles, vergetures

## TYPES DE PEAU

- Sèche, sensible, irritée, fragiles
- Particulièrement adaptée aux bébés

## INFORMATIONS COMPLEMENTAIRES

- Laissant une légère sensation grasse, elle est préférée pour le corps et les mains
- Très sensible au rancissement, à conserver au frigo
- Coût : €

---

## ARGAN

L'arganier pousse depuis des millénaires dans l'Atlas marocain. Son utilisation est globale : il fournit du bois de fabrication et de chauffage, du fourrage avec ses feuilles et branches fines, et de ses fruits est extraite l'huile pour une utilisation culinaire, cosmétique et thérapeutique.

## PROPRIETES COSMETIQUES

- Huile riche
- Riche en oméga-6 et vitamine E
- Particulièrement adaptée à la protection climatique (vent, soleil), également pour les lèvres
- Cicatrisante, réparatrice, régénérante, nutritive, antirides, raffermissante, assouplissante
- Freine le vieillissement précoce
- Soigne les gerçures, brûlures et cicatrices (acné, varicelle)

## TYPES DE PEAU

- Sèche, ridée, mature,
- Dévitalisée, déshydratée

## INFORMATIONS COMPLEMENTAIRES

- Fortifie les ongles
- Redonne éclat et brillance aux cheveux
- Coût : €€€

---

# AVOCAT

---

L'avocat est un fruit très riche et complet déjà consommé par les Aztèques.

## PROPRIETES COSMETIQUES

- Huile riche et sèche
- Très nourrissante et riche en vitamines
- Hydratante, protectrice, régénérante
- Parfaite pour les soins antirides
- Crevasses, gerçures, vergetures

## TYPES DE PEAU

- Sèches, ridées, fragiles, matures
- Soin des mains et lèvres gercées

## INFORMATIONS COMPLEMENTAIRES

- Associée à l'huile d'olive pour une bonne protection solaire
- Fortifie les cheveux et stimule leur pousse

- Coût : €

---

## CUMIN NOIR

La nigelle, ou cumin noir, est une plante aromatique qui produit de nombreuses petites graines noires largement utilisées dans la cuisine orientale.

Le Prophète Mahomet aurait dit de son huile qu' « elle guérit de tout sauf de la mort ».

### PROPRIETES COSMETIQUES

- Huile riche
- Anti-inflammatoire, anti-infectieuse, cicatrisante, calmante, régénérante, purifiante
- Favorise le bronzage
- Acné, eczéma, mycose, psoriasis

### TYPES DE PEAU

- Sensibles, sèches, irritées

### INFORMATIONS COMPLEMENTAIRES

- Stabilise, renforce et équilibre le système immunitaire (voie interne)
- Aide à accepter son incarnation

# JOJOBA

Le « noisetier sauvage » est un arbrisseau des milieux arides. Ses racines peuvent plonger jusqu'à 30 mètres de profondeur pour capter l'humidité. Ses graines oléagineuses renferment une cire liquide utilisée depuis des siècles par les Amérindiens.

## PROPRIETES COSMETIQUES

- Huile de base
- Composition très proche du sébum
- Active le métabolisme de l'élastine et du collagène
- Freine la perte d'eau
- Régule la production de sébum
- Assure une légère protection solaire
- Protectrice, revitalisante, régénérante, régulatrice, raffermissante, antirides, assouplissante

## TYPES DE PEAU

- Sèches, déshydratées, ridées, matures
- Grasses, acnéiques, mixte
- Sensible, fragile
- Convient à tous les types de peau

## INFORMATIONS COMPLEMENTAIRES

- L'huile de jojoba est une cire liquide, c'est-à-dire une substance protectrice imperméable
- Convient bien pour les soins aux bébés
- Coût : €€

# KARITE

Extrait des fruits d'un arbre sauvage sacré des savanes, le beurre de karité est très largement répandu et reconnu en Afrique. Son nom, issu de la langue africaine mandingue, signifie « vie ».

## PROPRIETES COSMETIQUES

- Beurre de base
- Assure une légère protection solaire
- Nourrissant, protecteur, réparateur, hydratant, apaisant

## TYPES DE PEAU

- Sèches, irritées, sollicitées
- Mains, lèvres, pieds

## INFORMATIONS COMPLEMENTAIRES

- Action décongestionnante sur les entorses, courbatures et rhumatismes
- Remplace très bien le beurre de cacao
- Sensible au rancissement
- Coût : €

# MACADAMIA

Originaire d'Australie, le macadamia produit des noix douces et huileuses utilisées depuis des siècles par les aborigènes tant pour ses qualités culinaires que pour ses vertus cosmétiques.

## Propin*propi*PROPRIETES COSMETIQUES

- Huile de base sèche
- Composition très proche du sébum
- Assure une légère protection solaire
- Nourrissante, protectrice, hydratante, apaisante, adoucissante
- Vergetures, cicatrices, gerçures, crevasses

## TYPES DE PEAU

- Sensibles, déshydratées, fragiles
- Grasses

## INFORMATIONS COMPLEMENTAIRES

- Proche de l'huile d'amande douce, avec une bonne conservation
- Pénètre parfaitement et assure un toucher sec
- Coût : €€

## NOYAUX D'ABRICOTS

L'huile est extraite des petites amandes contenues dans le noyau de l'abricot est appréciée depuis des millénaires en Chine.

## PROPRIETES COSMETIQUES

- Huile de base
- Très riche en vitamine A et oméga-6
- Illumine la peau (effet « bonne mine »)
- Tonifiante, nourrissante, revitalisante, hydratante, antirides, apaisante

## TYPES DE PEAU

- Flétries, fatiguées, ternes
- Sensibles, dévitalisées
- Contour des yeux, décolleté

## INFORMATIONS COMPLEMENTAIRES

- Excellente pénétration
- Prépare la peau au bronzage
- Peut s'utiliser en cuisine, particulièrement pour les personnes intolérantes aux noix
- Soulage les articulations douloureuses et les hémorroïdes
- Coût : €

## ROSE MUSQUEE

Le rosier muscat pousse à l'état sauvage en Amérique latine, principalement au Chili. L'huile extraite de ses fruits contient des principes actifs fréquemment utilisés en dermatologie.

## PROPRIETES COSMETIQUES

- Huile riche
- Extrêmement riche en oméga-3 et -6 et vitamines
- Très cicatrisante, elle aide à reconstituer la peau en profondeur
- Régénérante, hydratante, nourrissante, antirides, assouplissante
- Cicatrices récentes ou anciennes, brûlures, vergetures, eczéma, acné

## TYPES DE PEAU

- Sèches, déshydratées, matures, dévitalisées, ridées

## INFORMATIONS COMPLEMENTAIRES

- Pénètre parfaitement
- Coût : €€€

## SESAME

Le sésame est une plante herbacée originaire d'Inde. Son usage, en graines et en huile, est répandu dans tout l'Orient.

## PROPRIETES COSMETIQUES

- Huile de base sèche
- Riche en vitamine E
- Assure une légère protection solaire
- Restructurante, régénérante, hydratante, protectrice, antirides, assouplissante

## TYPES DE PEAU

- Peaux sèches, ridées, matures, grasses
- Convient à tous els types de peau

## INFORMATIONS COMPLEMENTAIRES

- Résiste bien au rancissement
- Atténue l'apparition des taches de vieillesse
- A éviter, même en usage externe, chez les personnes intolérantes au sésame

- Connue pour de nombreuses indications thérapeutiques (douleurs articulaires, fatigue nerveuse, troubles de la mémoire, toux, infections, incontinence, maladies cardiovasculaires, …)
- Coût : €

# LES MACERATS HUILEUX

Un macérât huileux est une huile dans laquelle une plante a été mise à « tremper » pour en extraire ses propriétés. Il peut se faire avec n'importe quelles huiles et plantes, pour autant qu'on en connaisse les propriétés.

Les huiles d'olive et de tournesol sont les plus couramment utilisées en raison de leur stabilité, mais toutes les huiles ont un pouvoir extracteur similaire. Lorsqu'on prépare son macérât soi-même, le choix de l'huile se fait donc en fonction des propriétés recherchées, en veillant à adapter la quantité préparée à la sensibilité de l'huile au rancissement. Dans tous les cas, l'adjonction de vitamine E est utile.

La fabrication d'un macérât huileux est simple, mais demande une dose de patience : il faut laisser à l'huile le temps de s'imbiber des principes actifs de la plante. Plusieurs variantes sont possibles, avec chacune ses avantages et inconvénients.

La macération à chaud peut être intéressante pour des bois ou racines, mais pose le problème de la dénaturation des ingrédients de base. La préparation à froid respecte au mieux les pouvoirs de l'huile et de la plante, mais prend plus de temps.

Une controverse existe entre la macération au soleil ou à l'obscurité. Le soleil apporte une énergie incomparable, mais la lumière est connue pour altérer les huiles. La solution consiste tout simplement à recouvrir son bocal d'un emballage papier opaque avant de le placer devant une fenêtre ou sur le balcon. En effet, ce qu'on veut « récolter » du soleil, c'est son énergie. Le papier va faire barrière aux rayons de lumière, mais pas à l'énergie transportée par elle.

## FABRICATION D'UN MACERAT

Un macérât huileux se prépare toujours à partir de la plante sèche. En effet, une fois plongée dans l'huile et donc privée d'air, l'humidité renfermée dans une plante fraiche provoquerait sa fermentation.

Pour vérifier que la plante est bien sèche, le plus simple est d'en écraser une partie entre ses doigts. La plante doit alors s'effriter. Les bourgeons sont plus longs à sécher que les fleurs. Il convient donc de vérifier la sécheresse de différentes parties de la plante.

1. Remplir un bocal de la plante séchée.
2. Noyer complètement dans l'huile végétale.
3. Couvrir le bocal d'une gaze ou d'un papier sulfurisé tenu à l'aide d'un élastique. Il est important que le bocal ne soit pas fermé hermétiquement, de manière à ce que l'humidité résiduelle puisse s'échapper.
4. Le lendemain, rajouter de l'huile si nécessaire. Certaines plantes absorbent beaucoup d'huile, et ne sont donc plus totalement noyées.
5. Emballer le bocal avec du papier opaque (type papier kraft) et le placer devant une fenêtre qui reçoit le soleil.
6. Laisser macérer 4-6 semaines en remuant de temps en temps.

7. Filtrer le macérât en le versant dans un plat tapissé d'un tissu fin. Ramener les coins pour en faire un baluchon et essorer en tordant.

8. Laisser décanter 24 heures. Une petite couche d'eau peut apparaître au fond, issue de l'humidité résiduelle de la plante. Si c'est le cas, recueillir l'huile avec une louche en veillant à ne pas trop brasser le fond.

9. Mettre dans une bouteille foncée, étiquetée avec nom et date, et conserver au frais à l'abri de la lumière.

## MACERAT HUILEUX DE CALENDULA

Fabriqué à partir des fleurs de souci séchées.

- Particulièrement adapté aux soins du bébé
- Apaisant, adoucissant, antirides, anti-inflammatoire, cicatrisant, antiseptique
- Peaux fragiles, réactives, sèches, rugueuses
- Eczéma, cicatrices, brûlures, irritations, démangeaisons, gerçures

## MACERAT HUILEUX DE CAROTTE

Fabriqué avec des carottes râpées et séchées.

- Auto-bronzant naturel
- Antirides, régénérant, assouplissant, effet bonne mine
- Excellent avant et après le soleil

## MACERAT HUILEUX DE PAQUERETTE

Son nom latin, Bellis perennis, en dit long : la belle éternelle. Fabriqué à partir des fleurs séchées.

- Raffermissant, tonifiant, décongestionnant, apaisant, réparateur
- Particulièrement adapté en soins de buste et soins après-grossesse

# LES HUILES ESSENTIELLES

Il existe près d'un million d'espèces végétales, dont une grande partie a des vertus médicinales intéressantes. Environ 10% du règne végétal possède en outre la capacité de sécréter des essences aromatiques, qui sont extraites par distillation pour récolter l'essence de la plante, appelée huile essentielle (HE). Bien que liposoluble et plus légère que l'eau, elle n'est pas un corps gras, comme son nom pourrait le faire croire.

L'huile essentielle est un concentré puissant de molécules odorantes volatiles, qui rassemble la magie des plantes aromatiques en associant leurs propriétés physiques et énergétiques.

L'aromathérapie est une science médicale riche et subtile. Permettant de travailler aussi bien sur le plan physique (la matière) que sur les émotions ou la spiritualité (l'énergie), son propos dépasse largement les ambitions de ce livre.

Dans le cadre de la cosmétique maison, les huiles essentielles sont choisies en fonction de leur affinité avec la peau (les essences photosensibilisantes sont évitées), leur intérêt pour la préparation (pouvoir antiseptique pour améliorer sa conservation), leur apport olfactif, et bien sûr leurs propriétés spécifiques.

Sur les nombreuses huiles essentielles qui existent, en choisir une douzaine à présenter ici a été très difficile. Ce choix reflète mes préférences personnelles et ne doit pas vous faire croire que les autres huiles essentielles ne sont pas intéressantes ou utilisables dans les préparations cosmétiques.

Il existe un gradient de concentration qui nous fait cheminer de la matière (forte concentration) à l'énergie (forte dilution). On peut donc ajouter jusqu'à 5% d'HE à sa préparation cosmétique pour en retirer les bénéfices physiques, ou simplement 1 goutte pour profiter de la vibration énergétique de la plante.

## PRECAUTIONS

Comme déjà mentionné, l'huile essentielle est un concentré puissant de la plante. Son utilisation n'est pas anodine.

Une huile essentielle peut être dermocaustique (irritante pour la peau), photosensibilisante (qui accélère la brûlure du soleil sur la peau), neurotoxique ou hépatotoxique (toxique pour le système nerveux ou le foie), abortive (qui provoque l'avortement). Ces propriétés indésirables sont fonction du dosage, de la durée d'utilisation et de la personne (âge, état de santé, situation particulière).

Dans les préparations cosmétiques, les huiles essentielles sont fortement diluées, ce qui évite la plupart des effets indésirables. Les essences d'agrume, photosensibilisantes, seront évitées par précaution.

L'intention ici est de présenter quelques huiles essentielles pour un usage cosmétique uniquement. Une utilisation médicinale en toute sécurité nécessite une information plus complète et détaillée, qui relève de votre responsabilité propre.

## ACHETER SES HUILES ESSENTIELLES

Une huile essentielle de qualité est de préférence biologique, ou issue de plantes sauvages. Elle sera choisie 100% pure (non mélangée avec d'autres HE proches et moins chères) et 100% naturelle (exempte de toute molécule de synthèse).

Le prix très variable des huiles essentielles est fonction du rendement de la plante distillée. Quand on sait qu'il faut 7 kg de clou de girofle contre 4000 kg de pétales de rose de Damas pour extraire un litre d'HE, on comprend que le prix final soit différent.

Pour une utilisation cosmétique, seules quelques gouttes sont nécessaires par mélange. Par ailleurs généralement, plus une huile est chère, plus elle est puissante. Une seule goutte peut alors suffire à apporter à la préparation ses propriétés et son parfum.

---

# BENJOIN

---

*Styrax benzoe*

Le Benjoin est un baume résineux utilisé depuis des millénaires dans des rituels pour chasser les mauvais esprits.

## PROPRIETES

- Baume de douceur pour le corps, l'âme et l'esprit
- Apaise la tristesse, redonne de l'entrain

- Désinfecte et cicatrise les plaies du corps, du cœur et de l'âme

## UTILISATION COSMETIQUE

- Toutes peaux, y compris les bébés
- Tous problèmes de peau (plaies, acné, eczéma, psoriasis, mycoses, brûlures, démangeaisons, engelures)
- Parfum chaud, sucré et réconfortant

## INFORMATIONS COMPLEMENTAIRES

- Fixe les parfums
- Résine très visqueuse, qui s'écoule mieux si elle est réchauffée (30°C)
- Indiquée dans les affections respiratoires et urinaires

---

## BOIS DE LINALOE

*Bursera delpechiana*

Le Bois de Linaloé est une bonne alternative au Bois de Rose, dont la production accélère le déboisement des forêts tropicales. Il peut également se substituer à l'HE de Rose pour un coût modique.

## PROPRIETES

- Renforce les émotions positives
- Apaise et cicatrise les blessures du cœur
- Apporte douceur et sécurité
- Rafraîchit le teint et adoucit la peau

- Antispetique, régénérante, anti-inflammatoire, tonifiante

## UTILISATION COSMETIQUE

- Peaux, sèches, ridées, sensibles, fatiguées, toutes peaux
- Acné, mycose, plaies, eczéma, brûlures
- Parfum fleuri et boisé

## INFORMATIONS COMPLEMENTAIRES

- Indiquée dans tous les soins aux bébés
- Répulsif contre les insectes

## BOIS DE SANTAL

*Santalum album*

Ce bel arbre d'Inde est utilisé depuis des siècles pour son bois précieux résistant aux termites. Réputé élever la spiritualité, son bois est brûlé lors des cérémonies sacrées.

## PROPRIETES

- Ouvre à l'amour universel
- Aide à trouver paix et sérénité
- Active la circulation
- Hydratante, anti-inflammatoire,

## UTILISATION COSMETIQUE

- Peaux sèches, fines, ridées, sensibles, toutes peaux
- Rides, couperose

- Parfum épicé, boisé, masculin

## INFORMATIONS COMPLEMENTAIRES

- Stimule la production de testostérone

---

## ENCENS

---

*Boswellia carterii*

Encens et Oliban représentent le même arbre, dont on récolte la résine qui est ensuite distillée pour en extraire l'huile essentielle.

L'encens est associé depuis toujours à de nombreux rites sacrés. Les pharaons d'Egypte utilisaient déjà sa résine pour l'embaumement.

## PROPRIETES

- Nous reconnecte à notre essence divine « JE SUIS »
- Aide à garder la souplesse à tous les niveaux
- Antiseptique, anti-inflammatoire, immunostimulant
- Cicatrisant et régénérant de la peau

## UTILISATION COSMETIQUE

- Peaux grasses, matures, fragiles
- Parfum frais et fort, avec des notes boisées, résineuses et douces

## INFORMATIONS COMPLEMENTAIRES

- Stimule et renforce l'utérus : à éviter pendant la grossesse

- Très efficace dans toutes les affections respiratoires

---

## Geranium

---

*Pelargonium odorantissimum, P. graveolens, P. asperum*

Considéré comme un symbole d'immortalité par les Celtes, le Pelargonium était destiné aux offrandes faites aux Dieux.

Des centaines de variétés de géraniums, seuls quelques uns sont utilisés en aromathérapie. Les plus connus sont le Géranium Rosat provenant d'Egypte et le Géranium Bourbon issu de Madagascar.

### Proprietes

- Harmonise les aspects Yin/Yang, apporte équilibre et centrage
- Combat le stress, les peurs, la nervosité
- Antiseptique, hémostatique, anti-inflammatoire, détoxiquant
- Puissant régénérateur de la peau

### Utilisation cosmetique

- Toutes peaux
- Coupures, plaies, brûlures, eczéma, acné,
- Parfum fleuri, capiteux, sensuel, apaisant

### Informations complementaires

- Eloigne les moustiques et apaise les démangeaisons
- Efficace en cas de poux
- Chasse les mauvaises énergies et attire le positif

- Le Géranium Bourbon est plus agressif au niveau cutané et peut irriter les peaux sensibles

## HELICHRYSE

*Helichrysum angustifolium, H. italicum*

Les fleurs de l'Helichryse ne se fanent pas, d'où son commun d'Immortelle. Dans le temps, elle composait la couronne de la mariée pour que l'union résiste au temps qui passe.

### PROPRIETES

- Soigne les bleus du corps et de l'âme
- Aide à guérir les cicatrices anciennes
- Cicatrisant, désinfectant, régénérant

### UTILISATION COSMETIQUE

- Toutes peaux
- Acné, eczéma, psoriasis, plaies
- Parfum relaxant, fort et doux

### INFORMATIONS COMPLEMENTAIRES

- Extrêmement efficace sur les hématomes, même anciens
- Apporte un rayon d'espoir à ceux qui pensent que la vie n'en vaut pas la peine

## LAVANDE VRAIE

*Lavandula angustifolia / officinalis / vera*

Souvent considérée comme une « bonne à tout faire », l'HE de Lavande vraie (ou Lavande officinale) est polyvalente et très bien tolérée dans toutes les situations. Son parfum agréable en fait une HE incontournable.

### PROPRIETES

- Calme et détend (nervosité, anxiété, peurs, …)
- Apporte harmonie et équilibre
- Purifie le corps et l'âme
- Apaise la douleur et rafraichit
- Cicatrise et régénère

### UTILISATION COSMETIQUE

- Toutes peaux, y compris les bébés
- Parfum stimulant et apaisant évoquant la Provence

### INFORMATIONS COMPLEMENTAIRES

- Peut s'appliquer pure sur la peau (brûlures)
- Favorise l'inspiration
- Soulage les insomnies

## LITSEE

*Litsea cubeba / Litsea citrata*

Il est dit que l'HE de Listée a la vertu les anges à soi lorsque la vie semble triste et difficile, ou si l'on se sent abandonné par la protection divine.

## PROPRIETES

- Rend le sourire quand tout semble noir
- Détend et stimule, donne de l'élan
- Anti-inflammatoire, sédative, antidépressive

## UTILISATION COSMETIQUE

- Peaux grasses, acnéiques
- Comme déodorant
- Parfum citronné avec une touche de verveine

## INFORMATIONS COMPLEMENTAIRES

- Indiquée pour traiter les mycoses
- Peut être irritante pour la peau : tester préalablement et l'utiliser toujours diluée (max 10%)

## NEROLI

*Citrus aurantium*

L'huile essentielle de Neroli porte le nom d'une duchesse italienne du 17e siècle qui en faisait grand usage.

## PROPRIETES

- Donne confiance en soi, force et courage
- Aide à surmonter les deuils et les chocs (correspondance aromatique du Rescue de Bach)

- Maintient l'élasticité de la peau
- Régénérante, antirides, antivergetures

## UTILISATION COSMETIQUE

- Peaux sèches, fines, matures, ridées, toutes peaux
- Parfum orangé, sucré, sensuel et relaxant qui se révèle surtout associé à une huile végétale

## INFORMATIONS COMPLEMENTAIRES

- Aide à digérer les émotions
- Apaise les coliques et soigne les otites des bébés

---

## PALMAROSA

---

*Cymbopogon martinii var. motia / var. martinii*

De la même famille que la citronnelle, son parfum rappelle plus celui de la rose ou du géranium. Véhiculant une énergie féminine, l'HE de Palmarosa apaise les émotions « Feu ».

## PROPRIETES

- Apaise colère, frustration, stress et hyperémotivité
- Apporte douceur, amour et compassion
- Libère de la culpabilité
- Cicatrise et désinfecte (antibactérienne puissante à large spectre)
- Régularise la sécrétion de sébum

## UTILISATION COSMETIQUE

- Peaux acnéique, grasse, mixte
- Toutes peaux, y compris les bébés
- Parfum doux et fleuri

## INFORMATIONS COMPLEMENTAIRES

- Utéro-tonique : ne pas utiliser pendant la grossesse
- Favorise l'accouchement
- Indiquée dans toutes les maladies infantiles
- Indiquée dans les pathologies gynécologiques

## PETITGRAIN BIGARADE

*Citrus aurantium ssp aurantiun*

Il existe plusieurs « Petitgrain », tous issus de la distillation des branches et feuilles des arbres à agrumes. Le plus connu est le bigaradier, arbre dont les fleurs produisent l'HE de Néroli.

Si l'essence obtenue par l'expression de la peau des agrumes est photosensibilisante, le Petitgrain est parfaitement toléré par la peau.

## PROPRIETES

- Dissout les blocages et les tensions
- Apporte joie et lumière
- Désinfecte et stimule
- Régule le sébum

## UTILISATION COSMETIQUE

- Toutes peaux, toutes préparations
- Parfum sucré et citronné

## INFORMATIONS COMPLEMENTAIRES

- Peut s'appliquer pure sur les boutons
- Régule la sphère émotionnelle
- Excellente en huile de massage contre les crampes (antispasmodique puissante)

---

## YLANG YLANG

---

*Cannaga odorata*

Son nom commun Ylang Ylang vient des Philippines et signifie « la fleur des fleurs ».

Sa distillation très longue (jusqu'à plusieurs jours) se fait par étapes en rajoutant des fleurs à mesure et aboutit à des produits de degré 1, 2 et 3. Leur réunion constitue la distillation complète, ou totum, qui est la plus équilibrée et utilisée en aromathérapie.

## PROPRIETES

- Apaise le stress, combat la colère et la frustration
- Apporte un sentiment de sécurité et de calme intérieur
- Réveille l'envie de profiter pleinement de la vie
- Antiseptique, régénérante

## UTILISATION COSMETIQUE

- Toutes peaux
- Parfum fleuri, exotique, sensuel, entêtant

## INFORMATIONS COMPLEMENTAIRES

- Utile dans les situations d'insomnie
- Développe l'intuition et la créativité

# LES HYDROLATS

L'exposition d'une plante à la vapeur d'eau permet d'en extraire les essences aromatiques. Lorsque la vapeur chargée en molécules aromatiques est refroidie, elle se sépare en deux constituants non miscibles : l'huile essentielle et l'hydrolat.

L'hydrolat est l'eau utilisée lors de la distillation et imprégnée de molécules aromatiques. Si ses vertus thérapeutiques sont proches de celles de l'huile essentielle de la même plante, ses caractéristiques physiques sont différentes : c'est une eau et non une huile.

Beaucoup moins concentrés que les huiles essentielles, les hydrolats ne présentent pas de contre-indications. Parfaitement tolérés par les muqueuses, moins odorants et d'un prix plus abordable que les huiles essentielles, ils sont une alternative très intéressante tant dans les usages cosmétiques que thérapeutiques. Au niveau psycho-émotionnel ou énergétique, ils bénéficient même d'une action souvent plus rapide.

En cosmétique, les hydrolats sont utilisés purs sous forme de tonique, en spray ou en compresse, ou mélangés à une huile végétale pour en faire un démaquillant.

Au niveau thérapeutique, la voie interne est la plus efficace. L'hydrolat est alors dilué à raison d'une cuillère à café dans un verre d'eau, ou d'une cuillère à soupe dans un litre d'eau à boire dans le cours de la journée, en cure de 20 ou 40 jours.

Ses propriétés aqueuses en font toutefois un produit fragile. Sensible à la chaleur, la lumière et l'air, l'hydrolat a une durée de vic maximum de deux ans. Une fois entamé, il convient de le conserver au frigo et de l'utiliser dans les 6 mois. Sa durée de conservation peut être garantie en y ajoutant quelques gouttes d'EPP.

## BLEUET

Le Bleuet, ou Centaurée bleuet, populairement aussi appelé « casse-lunettes », est une plante européenne dont l'usage est connu de longue date pour ses vertus astringentes et son utilisation dans les maladies oculaires.

### PROPRIETES

- Apaise les yeux fatigués ou irrités
- Tonifie les peaux sèches et dévitalisées
- Rafraîchit le corps et l'esprit

### UTILISATION COSMETIQUE

- En compresse sur les yeux fatigués, irrités ou gonflés (séjour prolongé devant un écran, allergie, pollution)
- En tonique sur une peau sèche ou couperosée

### INFORMATIONS COMPLEMENTAIRES

- Calme et apaise l'irritabilité et l'agressivité

- Rafraîchissant en cas de bouffées de chaleur (par voie interne)

## CAMOMILLE MATRICAIRE

Il existe deux sortes de camomilles à ne pas confondre : la camomille romaine ou noble (*anthemis nobilis*), aux vertus calmantes, apaisantes, anti-inflammatoires et digestives, souvent utilisée pour calmer les poussées dentaires des bébés, et la camomille matricaire ou bleue (*matricaria recutita*) plus spécifique en cas d'allergie.

### PROPRIETES

- Diminue les réactions allergiques
- Apaise et calme les démangeaisons
- Fluidifie les sécrétions des muqueuses

### UTILISATION COSMETIQUE

- En spray sur une peau irritée (allergie, eczéma, urticaire, coup de soleil, …)

### INFORMATIONS COMPLEMENTAIRES

- Calme les attitudes colériques, agitées ou agressives
- Prévient les réactions allergiques (par voie interne en cas de rhume des foins, allergie au soleil)

## CAROTTE

La carotte sauvage est connue depuis l'Antiquité pour ses vertus réchauffantes, quel que soit l'origine du refroidissement.

### *PROPRIETES*

- Stimule et régénère le foie et la vésicule biliaire
- Purifie le sang
- Soutient le renouvellement cellulaire

### *UTILISATION COSMETIQUE*

- Eczéma, psoriasis, inflammations cutanées
- Peau fatiguée et dévitalisée

### *INFORMATIONS COMPLEMENTAIRES*

- Aide en cas de cholestérol élevé, hypertension, diabète (voie interne)
- Soulage les troubles digestifs et la constipation (voie interne)
- Facilite l'ancrage pour développer son sentiment de sécurité et vivre l'instant présent (dispersion mentale, incertitude)

## CISTE

Le ciste est un arbrisseau des garrigues au pouvoir hémostatique étonnant.

## PROPRIETES

- Combat les infections bactériennes et virales
- Arrête les saignements
- Accélère la cicatrisation
- Harmonise le système nerveux

## UTILISATION COSMETIQUE

- Acné
- En spray ou compresse sur les plaies cutanées (coupure, bouton de fièvre, varicelle, …)
- Anti-rides

## INFORMATIONS COMPLEMENTAIRES

- Aide à combattre toutes les maladies virales (voie interne)
- Régularise les règles hémorragiques (voie interne)
- Assouplit les personnes rigides, cartésiennes, perfectionnistes, possessives ou obsessionnelles
- Apaise le sentiment de solitude

## HELICHRYSE ITALIENNE

De couleur jaune soleil, la fleur d'hélichryse ne se fane pas, d'où son nom d'immortelle.

## PROPRIETES

- Calme les inflammations cutanées
- Accélère la résorption des hématomes
- Active la vésicule biliaire et le pancréas
- Purifie le sang et active la circulation

## UTILISATION COSMETIQUE

- Allergies cutanées, eczéma, psoriasis
- Coup de soleil
- Acné cicatricielle
- Couperose

## INFORMATIONS COMPLEMENTAIRES

- Traite aussi bien les bleus au corps que les bleus à l'âme (chocs, souffrance, sévices)

## LAVANDE

Son nom, issus du latin *lavanda*, signifie « qui sert à laver ». En plus de la lessive, la lavande nous lave au niveau psychique.

## PROPRIETES

- Calme et détend en cas de stress
- Purifie les corps physiques et émotionnels
- Apaise la douleur et rafraichit

## UTILISATION COSMETIQUE

- En vaporisation sur une peau irritée, chaude ou déshydratée

## INFORMATIONS COMPLEMENTAIRES

- Aide à récupérer d'un décalage horaire
- Diminue la mauvaise haleine liée à une surcharge hépatique

- Soulage des rigidités et douleurs articulaires
- Calme et apaise en cas de nervosité, arrogance, impatience, agitation mentale

---

## MYRTE ROUGE

---

La myrte est une plante méditerranéenne à petites fleurs blanches, associée à la beauté, la pureté, l'amour et la paix.

### PROPRIETES

- Diminue les réactions allergiques respiratoires
- Purifie les systèmes respiratoire et intestinal
- Lutte contre les infections oculaires ou fongiques (mycoses)
- Stimule l'immunité

### UTILISATION COSMETIQUE

- En spray ou compresse sur les mycoses cutanées
- En compresse sur les yeux irrités
- Acné

### INFORMATIONS COMPLEMENTAIRES

- Soulage les crises d'asthme (voie interne)
- Aide lors du sevrage tabagique en atténuant l'envie de fumer et régénérant les poumons
- Apporte flexibilité et adaptabilité en cas de rigidité mentale, résistance, obstination

# NARD

Le nard, ou la narde, est une plante sacrée depuis l'Antiquité. Symbolisé par le Yin-Yang, le nard réunit le haut et le bas, le positif et le négatif, le masculin et le féminin, ou encore la matière et l'esprit.

## PROPRIETES

- Equilibre le système cardio-vasculaire
- Harmonise le système nerveux
- Régénère la peau
- Diminue la fièvre

## UTILISATION COSMETIQUE

- En tonique lors de taches de pigmentation
- Eczéma, psoriasis

## INFORMATIONS COMPLEMENTAIRES

- Calme et apaise lors de troubles cardio-vasculaires (douleur, oppression, arythmie, hémorroïdes, varices)
- Améliore le sommeil
- Equilibre les montagnes russes émotionnelles hormonales
- Aide à gérer le stress en gardant concentration et clarté d'esprit

## ROMARIN A VERBENONE

Parmi les différents romarins, le romarin à verbenone est le plus intéressant pour la peau.

### PROPRIETES

- Active le métabolisme
- Stimule les systèmes hépatique, digestif, rénal et cardio-vasculaire
- Détoxifie l'organisme

### UTILISATION COSMETIQUE

- Peau mixte et acnéique

### INFORMATIONS COMPLEMENTAIRES

- Stimule en cas de manque d'énergie
- Draine les toxines et décongestionne les surcharges hépatiques, souvent responsables de l'acné
- Soutient la concentration et la mémorisation
- Diminue le pessimisme, la méfiance, la bouderie

## ROSE

La rose est un symbole d'amour et de passion. Son odeur envoûtante est associée à la féminité et la beauté. Ses vertus multiples en font une plante incontournable.

### PROPRIETES

- Combat les infections
- Equilibre au niveau émotionnel

- Réduit les spasmes
- Rafraichit
- Régule l'appétit
- Apaise l'anxiété et stimule la bonne humeur

## UTILISATION COSMETIQUE

- En tonique sur les peaux sèches
- Allergies cutanées, eczéma, rougeurs, couperose
- Irritations oculaires
- Soins du bébé

## INFORMATIONS COMPLEMENTAIRES

- Soigne les bronchites chroniques ou aigues
- Améliore le sommeil
- Augmente l'appétit sexuel
- Accompagne lors du processus de deuil
- Aide à retrouver joie de vivre et enthousiasme
- Ouvre le chakra du cœur, régénère et purifie l'aura

## SAUGE OFFICINALE

Dans la nature, la sauge repousse toutes les autres herbes, ce qui lui a valu la réputation de chasser les démons et autres énergies maléfiques ou négatives. Cette croyance est transcrite dans son nom, du latin *salvia*, qui veut dire sauver ou guérir.

## PROPRIETES

- Détoxifie l'organisme
- Régule les fonctions rénales et hépatiques

- Renforce la flore intestinale et vaginale
- Régule la transpiration
- Harmonise le cycle menstruel

## UTILISATION COSMETIQUE

- En tonique sur les peaux ridées

## INFORMATIONS COMPLEMENTAIRES

- Diminue les troubles menstruels (douleurs, gênes et humeur) ou de la ménopause (bouffées de chaleur)
- Diminue la transpiration
- Soigne les aphtes
- Equilibre l'appétit
- Aide à s'accepter avec amour et objectivité

---

## VERVEINE CITRONNEE

Bien que ce soit une plante très courante dans les régions tempérées, la verveine citronnée est considérée comme précieuse et magique depuis l'Antiquité.

## PROPRIETES

- Réduit fortement l'inflammation
- Augmente l'élimination rénale
- Stimule l'immunité
- Calme et apaise

## UTILISATION COSMETIQUE

- Pour raffermir en cas de cellulite
- En vaporisation sur le psoriasis

## *INFORMATIONS COMPLEMENTAIRES*

- Diminue peurs et angoisses, dépression et lassitude
- Augmente la joie, l'enthousiasme et la confiance
- Redonne de l'entrain aux changements de saison

# MISE EN PRATIQUE

Avant de se lancer dans la confection à proprement parler, il est important de souligner quelques précautions et règles d'hygiène, lister le matériel nécessaire, préciser comment étiqueter et conserver correctement ses produits, et clarifier la responsabilité de chacun.

## LES PRECAUTIONS ET REGLES D'HYGIENE

Comme déjà mentionné plus haut, les cosmétiques maisons ont la particularité de se préparer avec peu ou pas de conservateurs. C'est évidemment un grand avantage pour notre peau, mais également un inconvénient face au risque de prolifération microbienne dans les préparations. Afin de garantir une qualité irréprochable, il convient de respecter les règles suivantes :

1. Commencer par se laver les mains soigneusement.
2. Prévoir un espace propre pour travailler : libérer la table de tout ce qui l'encombre, la nettoyer, éventuellement la couvrir avec un tissu propre.
3. Stériliser tout le matériel qui sera utilisé en l'ébouillantant 10 minutes. Suivant la dureté de l'eau, il est intéressant d'utiliser de l'eau filtrée ou déminéralisée.

4. S'assurer de la provenance et de la qualité des ingrédients de base. Si un produit est entamé, vérifier son aspect, son odeur ainsi que la date d'emploi limite conseillée. Chaque fois qu'on entame un produit, il convient de notre dessus la date d'ouverture.

5. Privilégier les récipients opaques en verre.

6. Lors de l'utilisation des cosmétiques, toujours avoir les mains propres avant de prélever du produit.

## LE MATERIEL

Pour confectionner des crèmes cosmétiques, une certaine quantité de matériel est nécessaire pour peser, mesurer, chauffer, fouetter, transvaser.

En se concentrant sur des produits simples, très peu de manipulations sont nécessaires, et donc très peu de matériel. Des flacons en verre teinté (20, 30, 50ml) avec bouchons compte-gouttes peuvent suffire.

Si vous choisissez d'utiliser des beurres, ou d'épaissir des huiles avec de la cire pour confectionner des baumes, il convient tout de même d'avoir un minimum de matériel, dont voici une liste :

- Cupule en métal ou en verre (petit bol)
- Mini-fouet
- Pipettes longues et fines à usage unique
- Pots en verre ou en aluminium
- Flacon avec pompe gel ou crème, ou flacon airless (pour l'Aloe vera)

Les cosmétiques maison étant en vogue, le matériel se trouve de plus en plus facilement. Internet regorge de sites de vente de flaconnage, et même les grands magasins proposent des sets de flacons vides. Les drogueries permettent également souvent de commander les récipients de son choix.

Evidemment, la qualité et les prix varient fortement d'un point de vente à un autre. Beaucoup de récipients en plastique sont proposés, certains n'étant pas assez épais et résistants pour supporter une stérilisation à l'eau bouillante. Je vous recommande de privilégier le verre, tant pour ses qualités hygiéniques que sa durabilité et sa stabilité. L'aluminium peut être intéressant pour des pots de baume.

## L'ETIQUETAGE ET LA CONSERVATION

Chaque produit préparé se doit d'être convenablement étiqueté et porter les informations suivantes :

- Composition
- Date de fabrication
- Durée d'utilisation préconisée

Personnellement, j'ai choisi de mettre de petites étiquettes qui mentionnent l'utilisation prévue (par exemple : Huile du Soir) et la date de fabrication. A côté, je tiens un journal qui détaille la composition, la date de fabrication et la durée d'utilisation prévue. Je peux alors annoter la préparation selon mon expérience d'utilisatrice.

La conservation est fonction de plusieurs critères que sont :

- La composition

- La température (réfrigérateur, salle de bain)
- L'hygiène (pendant la préparation et à chaque prélèvement de produit)

Par principe, lors de la préparation d'un mélange qui sera stocké à la salle de bain et utilisé quotidiennement, je vise une quantité qui pourra être utilisée en 2 mois.

Voici quelques quantités approximatives pour vous donner une idée si vous débutez :

- Huile Visage : 7-10 gouttes matin et soir, soit 45 ml pour 2 mois. Si vous préparez une Huile Matin et une Huile Soir, prévoyez deux fois 20 ml.
- Aloe Visage: 1-2 pressions de pompe le matin, soit 15-20 ml pour 2 mois.
- Hydrolat Visage : 15-20 gouttes le soir sur un coton, soit 30-50 ml pour 2 mois.

A noter que l'Huile et l'Aloe s'utilisent volontiers sur le corps entier, ce qui constitue une bonne manière de faire diminuer rapidement la quantité restante.

Les flacons de base, neufs ou entamés, sont quant à eux conservés au réfrigérateur et utilisés dans le temps prévu sur leur étiquette commerciale.

Les huiles essentielles font exception. Elles se conservent à température ambiante à l'abri de la lumière, pendant plusieurs années pour la plupart.

## LA RESPONSABILITE PERSONNELLE

Toutes les informations partagées dans cet ouvrage ont pour but de vous permettre de créer vos propres produits cosmétiques naturels. Vous êtes responsable de connaître et comprendre les ingrédients que vous choisirez d'utiliser.

Vous pourriez vous retrouver avec différents flacons d'huiles essentielles et d'hydrolats sous la main, et avoir la tentation de les utiliser dans un autre cadre que la cosmétique. Ce sont des thérapies merveilleuses que je vous encourage à adopter. Je vous rappelle toutefois que les informations contenues ici ne suffisent pas à en garantir un usage médicinal en toute sécurité. Si vous n'êtes pas aromathérapeute, je vous invite à vous faire conseiller par une personne compétente ou vous former avant d'envisager une utilisation autre que cosmétique.

# RECETTES

Si vous avez omis de lire le chapitre « Et la peau dans tout ça ? », je vous invite à le faire maintenant, sans quoi vous pourriez être perplexe face aux propositions qui suivent.

Vous l'aurez sans doute compris, mon but est de vous donner les moyens de créer vos propres mélanges. Je ne vais donc pas vous proposer une longue liste de recettes, mais plutôt encore quelques conseils pour que vous vous sentiez à l'aise de voler de vos propres ailes.

En reprenant le programme-type proposé dans le chapitre « Types de peaux, types de soins », je vous guide dans la confection de chaque produit. Côté quantités, je me base sur ce qui a été présenté au chapitre précédent.

Les gommages se gardent 1-2 minutes avant de se rincer à l'eau. Pour profiter de toutes les vertus des masques, il convient de les laisser poser 15 minutes sur une peau propre, avant de rincer à l'eau.

Les produits mentionnés dans ces « recettes » et qui n'ont pas été présentés dans ce livre peuvent se trouver en magasin bio ou en droguerie.

## GEL NETTOYANT VISAGE

- Base lavante neutre bio 58ml
- Huile essentielle purifiante (1-3) 50 gouttes

## GEL HYDRATANT ALOE VERA

- Aloe Vera 20ml
- Extrait de pépins de pamplemousse 2-4 gouttes
- Huile essentielle 2-5 gouttes (facultatif)

## HUILE VISAGE MATIN OU SOIR

- Huile végétale (1 à 3) 20ml
- Huile essentielle (1 à 5) 10-20 gouttes
- Vitamine E 1 goutte

## DEMAQUILLANT BI-PHASE

- Huile végétale 20ml
- Hydrolat 20ml
- Vitamine E 1 goutte
- Extrait de pépins de pamplemousse 4 gouttes

## DEMAQUILLANT AQUEUX

- Hydrolat 40ml
- Extrait de pépins de pamplemousse 4 gouttes

## GOMMAGE EXPRESS

- Amandes moulues 1 CS bombée
- Miel liquide 1 CC
- Yogourt nature 2 CC

## GOMMAGE VISAGE

Pour un pot de 50ml, soit environ 10 gommages

- Huile végétale 20ml
- Avoine moulue 20g
- Sucre de canne fin 20g
- Huiles essentielles 10 gouttes
- Vitamine E 1 goutte

## MASQUE HYDRATANT

- Avocat écrasé en purée 1/2
- Huile végétale 1 CS

## MASQUE PURIFIANT

- Argile 4 CS
- Miel liquide 1 CS
- Jus de citron 1 CS
- Huile végétale 1 CS
- Eau 1 CS

JOËLLE DEY-BOADA

# COSMETIQUES MAISON

Vous pouvez utiliser les pages qui suivent pour prendre note de vos préparations. Voici les infos utiles à inscrire :

1.  date et type de produit
2.  composition détaillée (et ne mentionner que le point 1 sur l'étiquette)
3.  commentaires (mélange d'huile trop gras/trop sec, odeur plaisante/à modifier, préparer une plus grande/petite quantité la prochaine fois, peau plus douce/lumineuse/…)

# COSMETIQUES MAISON

# COSMETIQUES MAISON

# COSMETIQUES MAISON

# COSMETIQUES MAISON

# COSMETIQUES MAISON

# COSMETIQUES MAISON

JOËLLE DEY-BOADA

# COSMETIQUES MAISON

# REFERENCES

*LIVRES*

Marieb, E. (1993). Anatomie et Physiologie Humaine, 2^e édition. Saint-Laurent (Canada) : De Boeck Université

Franchomme, P., Jollois, R., Pénoël, D. (2001). L'aromathérapie exactement : Encyclopédie de l'utilisation thérapeutique des extraits aromatiques. Ed. Roger Jollois

Baudoux, D. (2002). L'aromathérapie : se soigner par les huiles essentielles. Bruxelles : Ed. Amyris SPRL (Douce Alternative)

Purchon, N. (2001). La bible de l'aromathérapie. Marabout

Hampikian, S. (2009). Créez vos cosmétiques bio. Mans (France) : Terre Vivante.

Saura-Zellweger, C. (2012). Faire ses cosmétiques naturels, c'est facile : Les bienfaits de la nature et du fait-maison. Ed. Jouvence

Clergeaud, C. et L. (2003). Les huiles végétales : huiles de santé et de beauté. Bruxelles : Ed. Amyris SPRL (Douce Alternative)

Bosson, L., Dietz, G. (2005). L'hydrolathérapie : Thérapie des eaux florales. Bruxelles : Ed. Amyris SPRL (Douce Alternative)

## SITES WEB

alessentiel.ch

altheaprovence.com

arcensels.com

aroma-zone.com

les-huiles.com

lessentieldejulien.com

wikipedia.com

## AUTRES

Formation de Naturopathe crps.ch

Cours d'Aromathérapie Energétique et Spirituelle avec Nicole Schaerli, centre-amethyste.ch

# A PROPOS DE L'AUTEUR

JOELLE DEY-BOADA est naturopathe, thérapeute énergétique, prof de yoga, coach, formatrice et auteure.

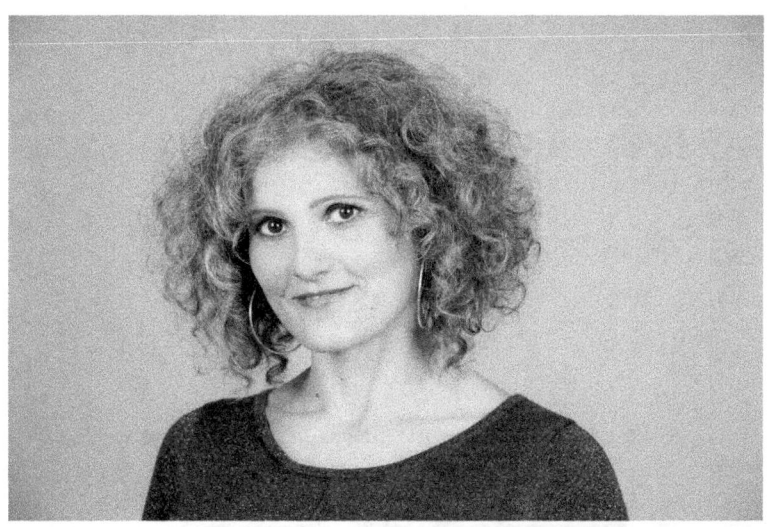

Après un parcours dans le domaine de la santé, sa pratique s'élargit naturellement vers un accompagnement global au bien-être. L'envie de partager ses connaissances et inspirer à choisir sa vie est toujours au cœur de sa démarche. Elle accompagne les femmes à récupérer leur pouvoir, reconnaître leur valeur et l'offrir au monde.

## SUIVEZ JOËLLE DEY-BOADA SUR...

Son site où elle présente qui elle est et ce qu'elle fait. Vous y découvrirez ses différentes activités et ses programmes d'accompagnement. Visitez-le et profitez de son cadeau de bienvenue !

energie-de-vie.ch

Son blog où elle partage son cheminement à travers des billets d'humeur et des lectures inspirantes. La rubrique « Passons à l'action » vous offre des outils pour réunir vous aussi votre rêve et votre réalité.

du-reve-a-la-realite.net

Sa page Energie de Vie où elle partage des pensées, des images, des infos, de la joie, des événements, des vidéos, des conseils et des offres avec toute sa communauté.

facebook.com/energie2vie

## Une derniere chose

Vous avez aimé ce livre ou l'avez trouvé utile ?

Je vous suis très reconnaissante de poster votre commentaire sur Amazon. Votre soutien fait vraiment une grande différence. Je lis personnellement chaque commentaire pour avoir votre feedback et améliorer ce livre à la prochaine édition.

Pour laisser un commentaire, il vous suffit de vous rendre sur la page de ce livre sur Amazon, descendre jusqu'aux commentaires et cliquer sur « écrire un commentaire client ».

Merci infiniment pour votre soutien et votre confiance.

Avec Gratitude.

Joëlle Dey-Boada

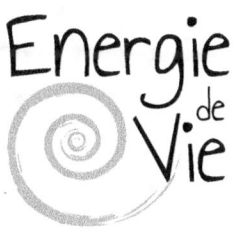

ISBN-10 : 1539800962

ISBN-13 : 978-1539800965